"贵州乡村振兴"书系获
贵州出版集团有限公司出版专项资金
资　助

"农村健康生活知识手册"丛书

癌症
防治知识手册

贵州省疾病预防控制中心 / 编

朱 玲 吉 维 / 主编

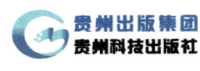

贵州出版集团
贵州科技出版社

·贵 阳·

图书在版编目（CIP）数据

癌症防治知识手册 / 贵州省疾病预防控制中心编；朱玲，吉维主编. -- 贵阳：贵州科技出版社，2023.6
（"农村健康生活知识手册"丛书）
ISBN 978-7-5532-1295-1

Ⅰ. ①癌… Ⅱ. ①贵… ②朱… ③吉… Ⅲ. ①癌—防治—手册 Ⅳ. ①R73-62

中国国家版本馆CIP数据核字(2023)第256465号

癌症防治知识手册

AIZHENG FANGZHI ZHISHI SHOUCE

出版发行	贵州出版集团　贵州科技出版社	
地　　址	贵阳市观山湖区会展东路 SOHO 区 A 座（邮政编码：550081）	
出 版 人	王立红	
经　　销	全国各地新华书店	
印　　刷	贵州新华印务有限责任公司	
版　　次	2023 年 6 月第 1 版	
印　　次	2023 年 6 月第 1 次	
字　　数	46 千字	
印　　张	2.5	
开　　本	787 mm x 1092 mm　1/32	
定　　价	15.00 元	

"贵州乡村振兴"书系编委会

主　　编： 宋宝安

常务副主编：（按姓氏笔画排序）

冉江舟　冯泽蔚　苏　跃　杨光红　何世强　陈嬢嬢　孟平红

副 主 编：（按姓氏笔画排序）

刘　涛　许　杰　李正友　杨　文　余金勇　张效平　胡远东
曹　雨　戴　燚

编　　委：（按姓氏笔画排序）

王家伦	文晓鹏	邓庆生	石　明	冉江舟	付　梅	冯泽蔚
吕立堂	朱国胜	乔　光	任　红	刘　涛	刘　锡	刘　镜
许　杰	苏　跃	李　敏	李正友	李祥栋	杨　文	杨光红
何世强	余金勇	余常水	邹　军	宋宝安	张　林	张文龙
张廷刚	张依欲	张效平	张福平	陈　卓	陈泽辉	陈嬢嬢
孟平红	赵大琴	胡远东	钟　华	钟孟淮	姜海波	姚俊杰
秦利军	曹　雨	龚　俞	章洁琼	董　璇	曾　涛	雷　阳
蔡永强	燕志宏	戴　燚				

"农村健康生活知识手册"丛书编委会

主　编：杨光红　刘　涛
副主编：李进岚　周光荣　叶新贵　郭　华
编　委：（按姓氏笔画排序）

王艺颖　韦　杰　叶新贵　冯　军
吉　维　朱　玲　任豫晋　向　杰
刘　涛　刘　浪　李进岚　李海蛟
杨　静　杨光红　吴延莉　吴明军
何昱颖　余丽莎　余昭锐　汪姜涛
宋鸿碧　张　佼　张　骥　张益霞
陈　琦　陈慧娟　罗成功　周　婕
周亚娟　周光荣　赵否曦　胡远东
姚蕴桐　贺瑶瑶　徐莉娜　郭　华
蒋茂林　嵇云鹏

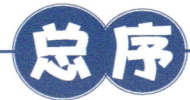

总序

"贵州乡村振兴"书系诞生于如火如荼实施的乡村振兴战略大背景之中,从立意、策划、约请作者、编辑书稿、整体设计,直至当前首批成果即将付梓,时间已过去三年。三年中,书系历经多次思路的调整和具体方案的修改,人事也多有变更,但书系所有参与者为乡村种植、养殖产业发展提供技术服务,为乡村生态文明建设提供价值引领,为乡村振兴取得新成果进行总结与宣传的"初心",迄今没有改变。

编辑出版"贵州乡村振兴"书系,主要目的是让最前沿的科学知识和成熟的实用技术尽快转化为解决实际问题的要素和生产力提升的推进器。伴随着"贵州乡村振兴"书系抵达田间地头,实用知识和技术"飞入寻常百姓家"。在中国这样有着悠久历史的农业大国,农业科学技术日新月异,不断地推动着种植业、养殖业的发展;与此同时,我国是人口大国,为人民健康保驾护航的医学同样发展迅速。快速发展意味着科学知识、实用技术更新迭代的加快，只有使用最新的成熟技术和知识，才能为贵州产业发展、生态环保、健康生活提供保障，满足广大群众的期盼和渴求。书系中的各个板块，都力图将相关领域最新科学知识和技术化繁为简、化难为易，让阅读该书的广大群众尽快掌握和运用。

在形式上，书系以图文搭配、图文互彰的活泼形式，让严谨的科技知识更易被普通群众接受。书系的主要服务对象为活跃在田间地头的科技特派员、村里的种植户与养殖户（包括合作社、公司等负责人）、农村特殊人群（如患常见疾病的病人、职业病病人、孕产妇、老年人、儿童等）、驻守一线的村干部、返乡大学生、农技员等，如何将正确的理念、前沿的知识、优秀的技术"接地气"地传达给他们，经调查研究、试验、甄别，参考优秀"三农"图书，最终，我们采用科普读物、学术专著兼具，但对科普有所偏重的组织架构。其中，科普读物采用清晰明了的图片、图示配合简明易懂的文字这一出版形式：文字简洁，可以让读者直接抓住实用知识和信息，不走弯路，节省时间；清晰的图片、图示，既可将方块字、数据蕴含的信息可视化，又能丰富和补充文字信息，甚至能呈现由于文字自身的模糊性而无法清楚传递的信息。活泼的设计也有助于调节视觉疲劳和阅读节奏，让纯粹以获取知识和技能、解决问题和困难为目的的阅读不再枯燥乏味。此外，书系中大部分图书采用了口袋书设计，便于携带。

书系的作者,都是在相关领域有扎实的专业知识的。在种植、养殖板块,我们邀请了从事教学和研究多年的专家,以及长期深入田间地头指导具体操作的科技特派员和农技员;在健康板块,作者都从医多年,对于农村人群健康素养水平的提升、常见疾病的防治等经验丰富;在农村"五治"(治垃圾、治厕、治水、治房、治风)板块,我们邀请了从事规划和教学的专家……总之,书系作者既对自己研究的领域有扎实研究,又熟悉贵州的气候、资源禀赋、地形地貌等,与此同时,他们还十分了解这片土地上生活着的人们内心的期待和需求,有着以自身所学所研回馈这片土地的质朴赤子情,也有着"将论文写在大地上"的奋斗精神。

"贵州乡村振兴"书系目前包含"生态农村建设系列"丛书、"农村健康生活知识手册"丛书、"茶叶栽培加工技术手册"丛书、"特色中药材种植养殖技术手册"丛书、"林木作物、农作物种植技术手册"丛书、"畜禽养殖技术手册"丛书、"水产生态养殖技术手册"丛书、"农技员培训系列"丛书等。随着乡村振兴战略的实施,我们也将适时新增板块,以配合和助力贵州乡村振兴的强力推进。当然,虽名为"贵州乡村振兴"书系,主要是为配合贵州乡村振兴工作而策划,但也适用于国内其他部分省(区、市)。

贵州曾是全国脱贫攻坚主战场,当前则是全国乡村振兴战略实施的主战场,统筹城乡一体化发展的任务十分艰巨。

希望"贵州乡村振兴"书系的推出,可以切实助力于"新型工业化、新型城镇化、农业现代化、旅游产业化"目标的实现,乃至助力于全面建成社会主义现代化强国和实现中华民族伟大复兴。

是为序。

中国工程院院士
贵州大学校长
2023 年 3 月

序

　　提升农村群众健康素养水平是实施乡村振兴战略的重要前提，是农村经济社会发展的重要基础，是巩固拓展脱贫攻坚成果的重要保障。2021年，中央一号文件《中共中央 国务院关于全面推进乡村振兴加快农业农村现代化的意见》专门提出：全面推进健康乡村建设，加强妇幼、老年人、残疾人等重点人群健康服务，加强对农村留守儿童和妇女、老年人以及困境儿童的关爱服务。2022年，《国务院关于支持贵州在新时代西部大开发上闯新路的意见》（国发〔2022〕2号）进一步提出：推进健康贵州建设，提升基层卫生健康综合保障能力。2023年，《中共中央 国务院关于做好2023年全面推进乡村振兴重点工作的意见》提出：加强农村老幼病残孕等重点人群医疗保障，最大限度维护好农村居民身体健康。

　　我国现有5亿多农村人口，其中外出务工人员，以及留守老人、留守儿童等特殊人群占很大比例。贵州省疾病预防控制中心的监测数据显示，贵州农村人群的死亡率高于全国及西部平均水平，因慢性病导致的死亡人数占农村全部死亡人数的84.0%。2018年，贵州农村居民接受健康体检的比例仅有32.2%，低于城市地区比例（41.0%），而高血压、糖尿病等慢性病的患病率，农村与城市已没有差异。

　　如何做好巩固拓展脱贫攻坚成果和乡村振兴的有效衔接，如何推进健康乡村建设，开展健康知识的普及与宣传，增强农村群众的文明卫生意识和健康素养水平，是巩固拓展健康扶贫成果、实施乡村振兴战略的重要课题。

欣闻"贵州乡村振兴"书系即将出版，其中由贵州省疾病预防控制中心牵头编写的"农村健康生活知识手册"丛书以图文并茂的形式，围绕当前农村地区的常见病、多发病以及广大农村群众关心的健康问题，不仅介绍了高血压、糖尿病等常见病的防治知识，老年人、儿童、孕产妇等重点人群的健康管理方法，农村常见毒蘑菇识别要点，农村常见意外伤害、自然灾害防治知识等，还对农村群众就业、就医中急需的职业病防治、医保政策要点以及合理用药、免疫接种、膳食营养等知识进行了科普宣传，内容深入浅出，文字通俗易懂，契合农村群众的实际需要。这种形式的健康科普非常符合世界卫生组织提出的"将健康融入所有政策（Health in All Policies，HiAP）"的方针，必能为提升广大农村群众的健康素养水平发挥积极的作用。

衷心祝愿阅读该丛书的广大农村群众，更加健康，更加幸福！

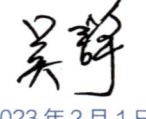

2023年2月1日

（吴静为中国疾病预防控制中心慢性非传染性疾病预防控制中心主任，研究员）

目 录

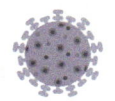

第一篇	什么是癌症？	01
第二篇	癌症的致病因素有哪些？	05
第三篇	常见的癌症有哪些？	17
第四篇	癌症的三级预防有哪些？	53
第五篇	得了癌症，应该怎么做？	59

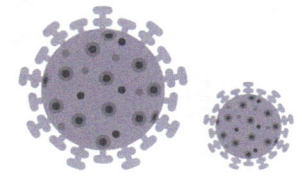

第一篇

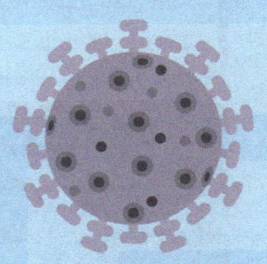

什么是癌症？

癌症的定义

癌症泛指一切恶性肿瘤。包括癌和肉瘤。

肿瘤是机体在内外各种致瘤因素的长期协同下，局部组织细胞在基因水平上失去对其生长的正常调控，导致细胞异常增殖而形成的新生物。

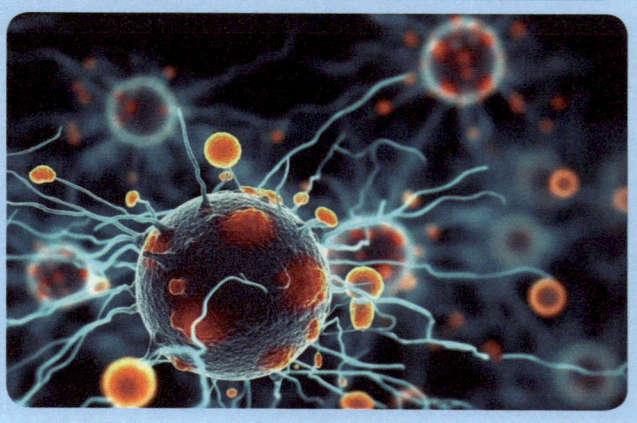

什么是癌症?

第二篇

肿瘤的分类

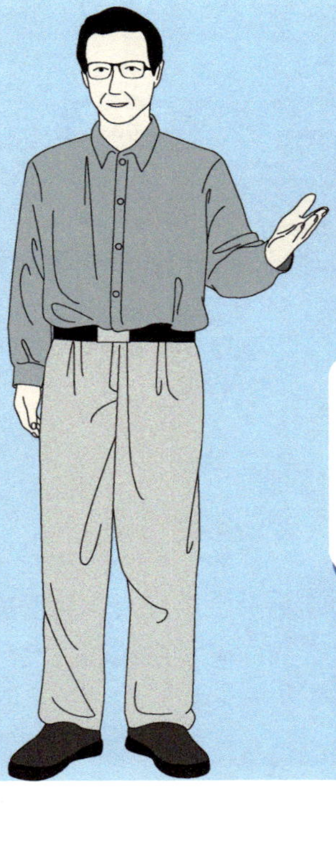

根据肿瘤的生物学特性及对身体的危害程度,可将其分成良性肿瘤、交界性肿瘤、恶性肿瘤。

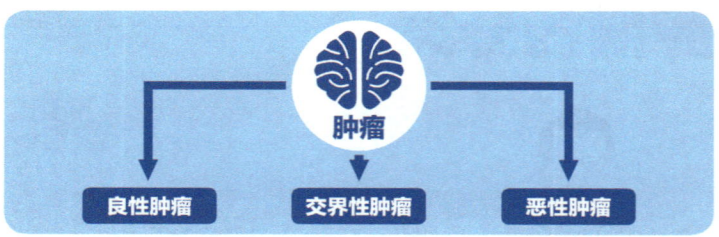

★ **良性肿瘤：**

分化好，与周围正常组织的细胞形态近似，生长速度缓慢，与周围正常组织分界清楚，不转移也不扩散，治疗后较少复发，不对身体进行消耗，对身体损伤小。

★ **交界性肿瘤：**

是介于良性、恶性肿瘤之间的肿瘤。

★ **恶性肿瘤：**

分化差，与周围正常组织的细胞形态差异大，生长速度快，与周围正常组织分界不清，可发生转移，治疗后常复发，对身体进行消耗，引起消瘦、贫血等一系列症状。

第二篇

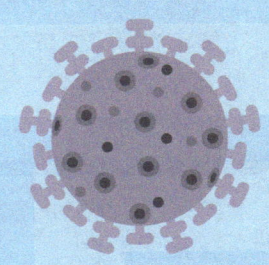

癌症的致病因素有哪些?

癌症的致病因素

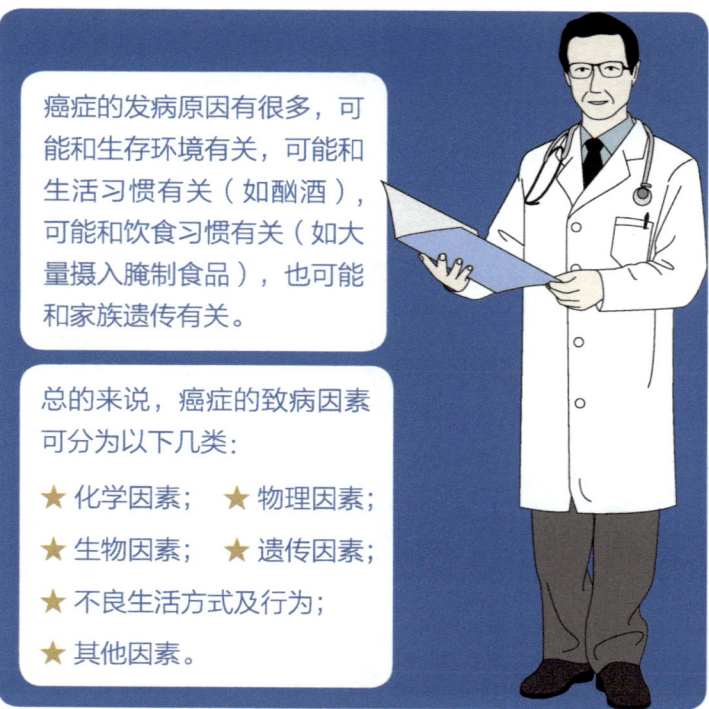

癌症的发病原因有很多，可能和生存环境有关，可能和生活习惯有关（如酗酒），可能和饮食习惯有关（如大量摄入腌制食品），也可能和家族遗传有关。

总的来说，癌症的致病因素可分为以下几类：

★ 化学因素； ★ 物理因素；

★ 生物因素； ★ 遗传因素；

★ 不良生活方式及行为；

★ 其他因素。

癌症的致病因素有哪些?

化学因素

★ **烷化剂**:

烷化剂的生物学作用类似X射线,可导致细胞癌变、突变和畸变。有机农药、消毒剂、灭菌剂等,也可导致造血器官肿瘤及肺癌等。

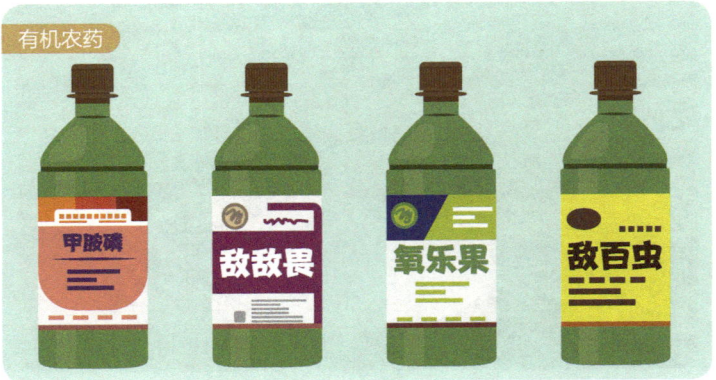

有机农药

★ **多环芳香烃类化合物：**

如3,4-苯并芘，易致胃癌与肺癌。

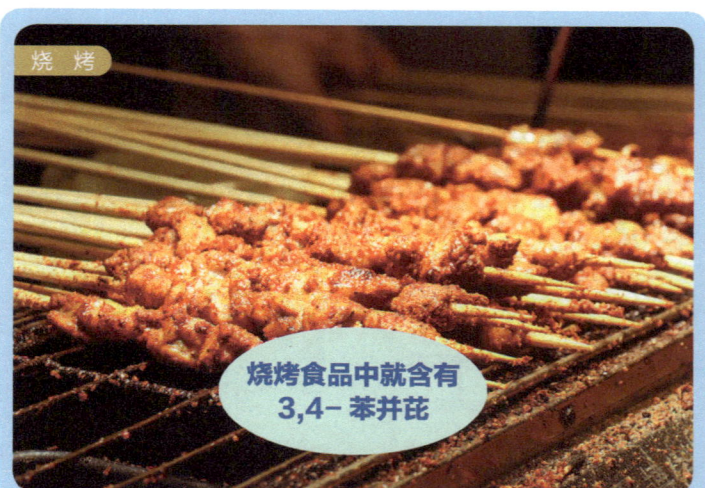

烧烤

烧烤食品中就含有 3,4-苯并芘

癌症的致病因素有哪些？

★ **氨基偶氮类：**

如染料，易诱发膀胱癌、肝癌。

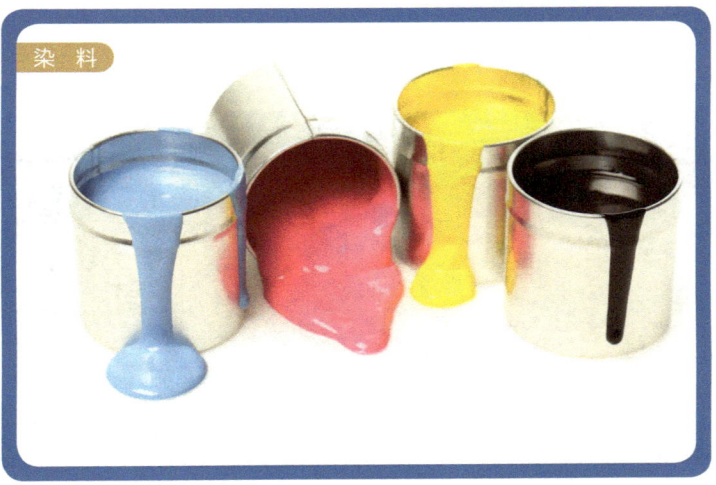

染料

★ **亚硝胺类**：

熏腊、腌制食品中含有大量亚硝胺类物质，它是一种强致癌物质，与食管癌、胃癌和肝癌的发生有关。

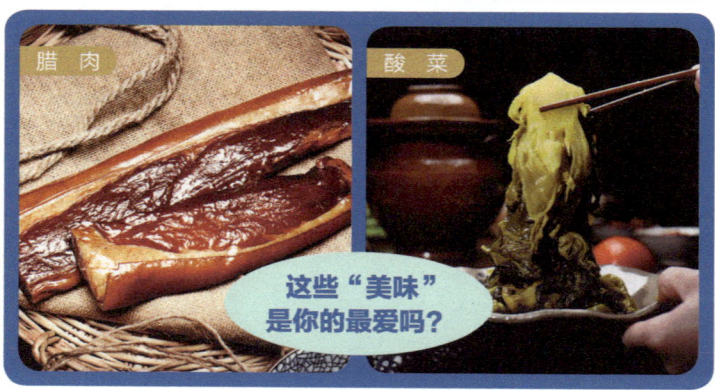

腊肉

酸菜

这些"美味"是你的最爱吗？

★ **霉菌毒素和植物毒素：**

如黄曲霉毒素（B_1、B_2）、苏铁素、黄樟素等。霉变的花生、大豆等中含有黄曲霉毒素，大量食用后易引发肝癌。

★ **其他化学因素：**

如铬、砷，易引发皮肤癌。

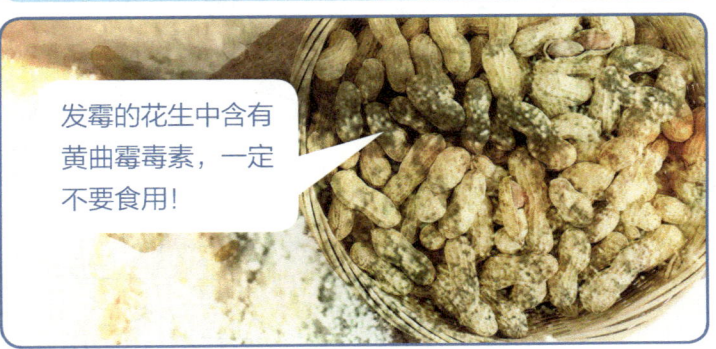

发霉的花生中含有黄曲霉毒素，一定不要食用！

物理因素

★ **电离辐射：**

如放射线，可致皮肤癌、白血病。

★ **紫外线：**

可致皮肤癌。

★ **其他物理因素：**

皮肤慢性溃疡可致皮肤鳞状细胞癌。

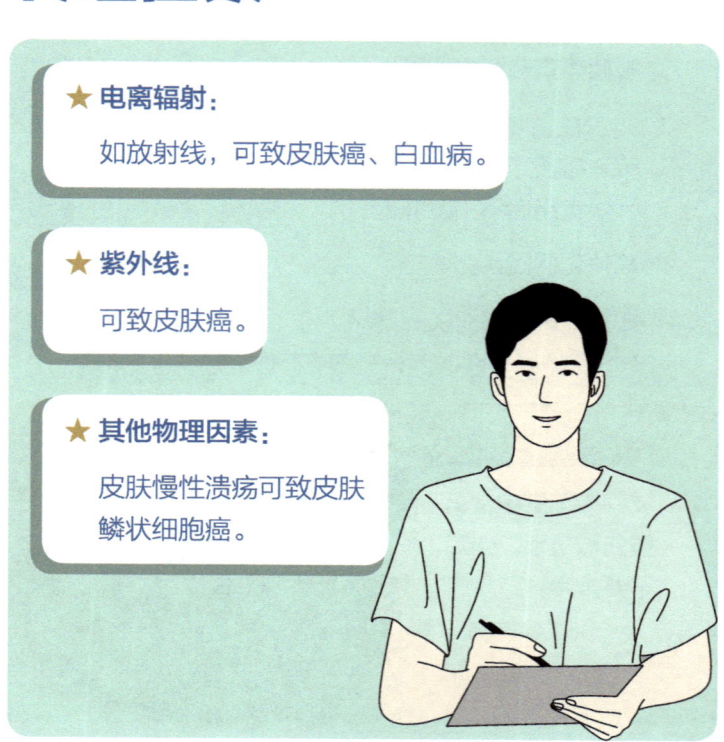

生物因素

主要为病毒因素，如EB病毒（一种疱疹病毒）感染与鼻咽癌有关，人乳头瘤病毒反复感染与宫颈癌有关，乙型肝炎病毒感染与肝癌有关，等等。科学研究还表明，某些寄生虫可以潜藏在人体内部，通过不同机制导致肿瘤形成。如肝癌、胃癌、膀胱癌、淋巴癌、大肠癌等，都有可能与寄生虫有关。

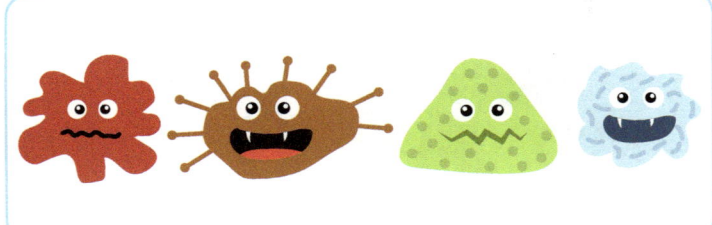

遗传因素

癌症有遗传倾向性,即遗传易感性,如乳腺癌、胃癌等就有明显的家族遗传倾向,也就是说,当近亲患有乳腺癌时,自己患乳腺癌的风险会增加。

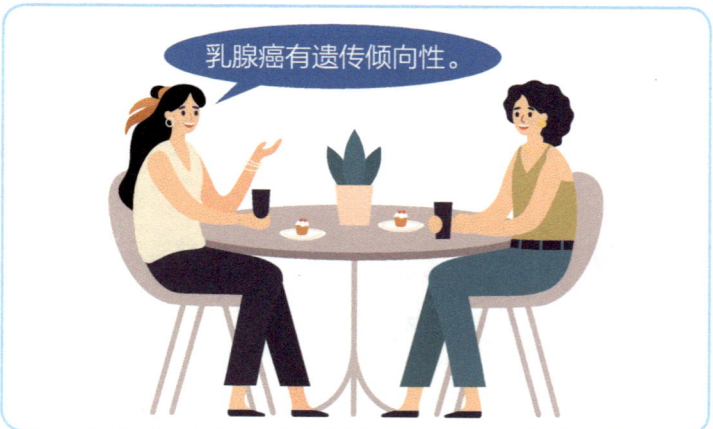

癌症的致病因素有哪些?

第二篇

不良生活方式及行为

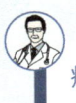
癌症的发生常常与人们的生活方式和行为息息相关,如长期吸烟、过度饮酒等易诱发癌症。

长期吸烟
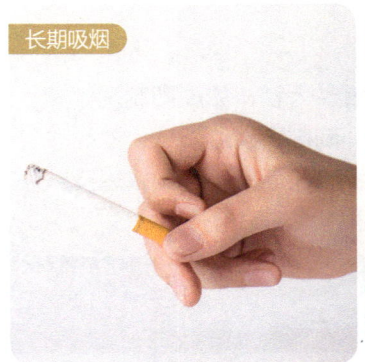

过度饮酒
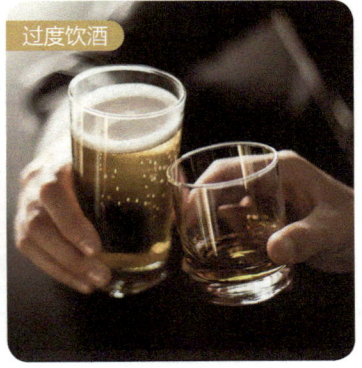

其他因素

★ **职业接触：**

从事某些职业的人员,如油漆工、烟囱清洁工、粉刷工等,因工作过程中长期接触化学致癌物或物理致癌物而发生肿瘤。

★ **药物：**

部分抗肿瘤药物、激素类药物、免疫抑制剂等被列为致癌物。如免疫抑制剂环磷酰胺、硫唑嘌呤等可抑制人体免疫系统,长期使用会导致患皮肤恶性肿瘤和非霍奇金淋巴瘤的风险升高。

第三篇

常见的癌症有哪些?

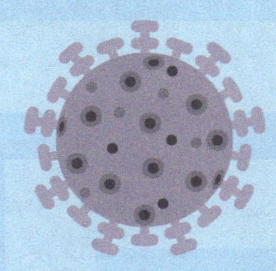

癌症防治知识手册

肺 癌

肺癌为起源于支气管黏膜或腺体的恶性肿瘤。

肺癌的症状有哪些？

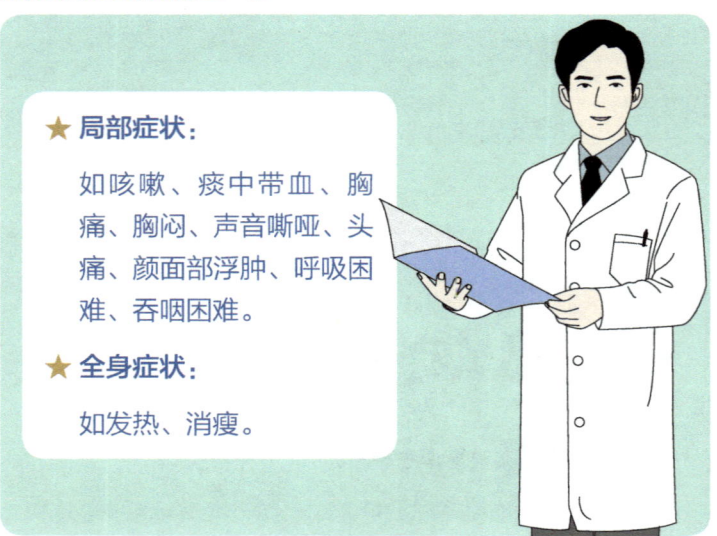

★ **局部症状**：

如咳嗽、痰中带血、胸痛、胸闷、声音嘶哑、头痛、颜面部浮肿、呼吸困难、吞咽困难。

★ **全身症状**：

如发热、消瘦。

引起肺癌的因素有哪些？

★ **吸烟：**

如烟雾中的苯并芘、尼古丁、亚硝胺和少量放射性核素钋-210等，均有致癌作用。

★ **职业性致癌因子：**

如石棉、烟草的加热产物。

★ **大剂量电离辐射。**

★ **空气污染。**

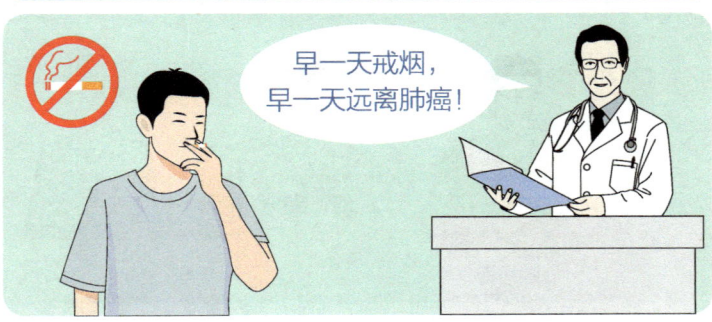

哪些人容易得肺癌？

- ★ 年龄大于等于45岁的人。
- ★ 每年吸烟超过20包的人。
- ★ 职业接触者，如长期接触石棉、氡、砷、铍、铬、镉及其化合物等高致癌物质的人。
- ★ 长期暴露在二手烟、油烟、煤烟等环境中的人。
- ★ 父母、亲兄弟姐妹、子女确诊患肺癌的人。
- ★ 患慢性阻塞性肺疾病、肺结核和肺纤维化等慢性肺部疾病的人。

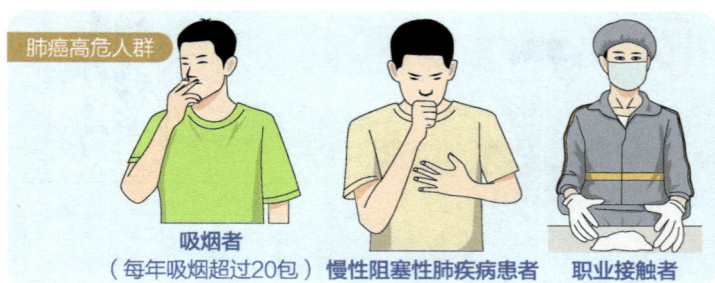

肺癌高危人群

吸烟者（每年吸烟超过20包） 慢性阻塞性肺疾病患者 职业接触者

常见的癌症有哪些?

用什么方法可以检查出肺癌?

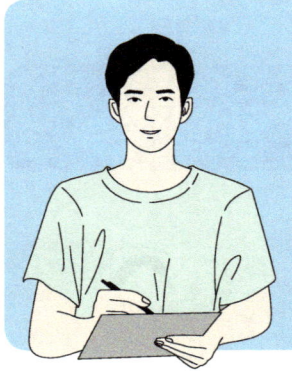

★ 胸部正侧位X线检查。

★ 低剂量螺旋计算机断层扫描(CT)检查。

★ 磁共振成像(MRI)检查。

★ 纤维支气管镜检查。

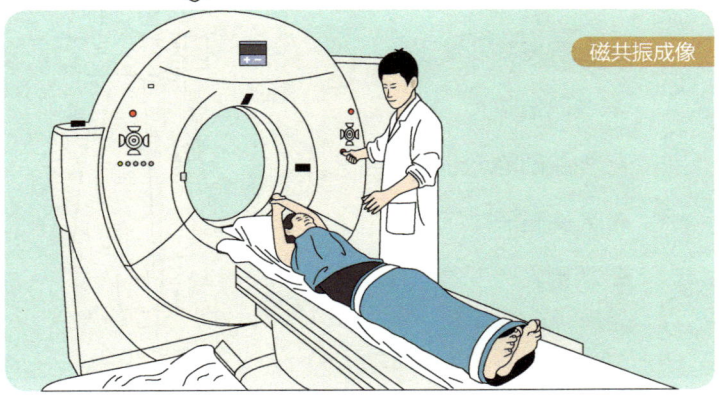

磁共振成像

乳腺癌

乳腺癌是指乳腺导管上皮的恶性肿瘤。

乳腺癌的症状有哪些？ ★

★ 乳房有包块。

★ 乳房皮肤发生改变。

★ 淋巴结肿大。

★ 乳头凹陷（非先天性）。

★ 乳头有液体流出。

★ 两侧乳房不对称。

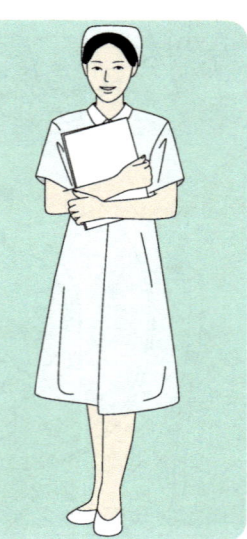

引起乳腺癌的因素有哪些?

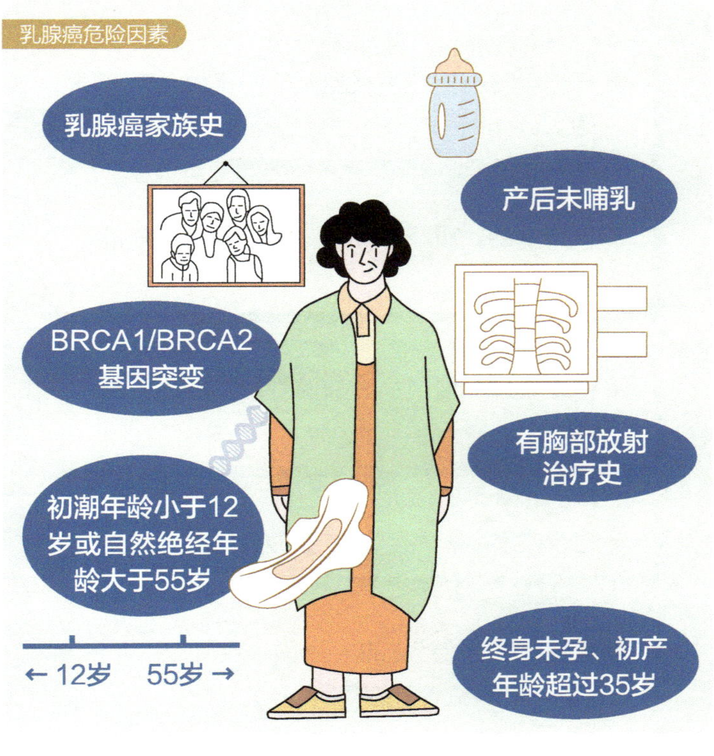

乳腺癌危险因素
乳腺癌家族史
产后未哺乳
BRCA1/BRCA2
基因突变
有胸部放射
治疗史
初潮年龄小于12
岁或自然绝经年
龄大于55岁
← 12岁
55岁 →
终身未孕、初产
年龄超过35岁

哪些人容易得乳腺癌？

★ 初潮年龄小于12岁或自然绝经年龄大于55岁的人。

★ 终身未孕、初产年龄超过35岁、产后未哺乳的人。

★ 得过乳腺导管或小叶非典型增生或小叶原位癌的人。

★ 母亲或亲姐妹患有乳腺癌的人。

★ 有胸部放射治疗史的人。

用什么方法可以检查出乳腺癌?

对于一般风险人群来说:

★ 20~39岁,每月1次乳腺自我检查,确认有无包块、两侧乳房是否对称、乳房皮肤有无改变等;每1~3年1次临床检查。

★ 40~69岁,每月1次乳腺自我检查;每年1次临床检查;每1~2年1次乳腺X线检查和/或乳腺超声检查;对条件不具备的地区或致密型乳腺(腺体为C型或D型),可首选乳腺超声检查。

★ 70岁以上,有症状或可疑体征时进行影像检查;每月1次乳腺自我检查;每年1次临床检查。

肝 癌

肝癌即肝脏恶性肿瘤，可分为原发性和继发性两大类。

肝癌的症状有哪些？

早期缺乏典型症状，中晚期主要症状有：

★ 肝脏部位疼痛。

★ 肝大。

★ 黄疸。

★ 腹水、脾肿大。

★ 消瘦、发热、食欲不振、营养不良等。

常见的癌症有哪些？

第三篇

引起肝癌的因素有哪些？ ⭐

- ★ 慢性病毒性肝炎。
- ★ 食用被黄曲霉毒素污染的食物。
- ★ 饮用水被污染。
- ★ 长期过度饮酒。
- ★ 遗传因素。

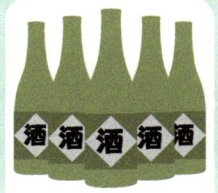

长期过度饮酒

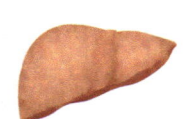

脂肪肝

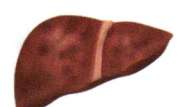

肝硬化

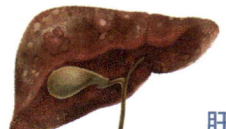

肝癌

哪些人容易得肝癌？

★ 乙型肝炎病毒和/或丙型肝炎病毒感染的人。

★ 长期过度饮酒的人。

★ 患非酒精性脂肪性肝炎的人。

★ 其他原因引起的肝硬化以及有肝癌家族史的人。

用什么方法可以检查出肝癌?

- ★ 肝脏B超检查。
- ★ CT检查。
- ★ MRI检查。
- ★ 标志物检查：抽血检查甲胎蛋白（AFP）。
- ★ 肝组织病理活检。

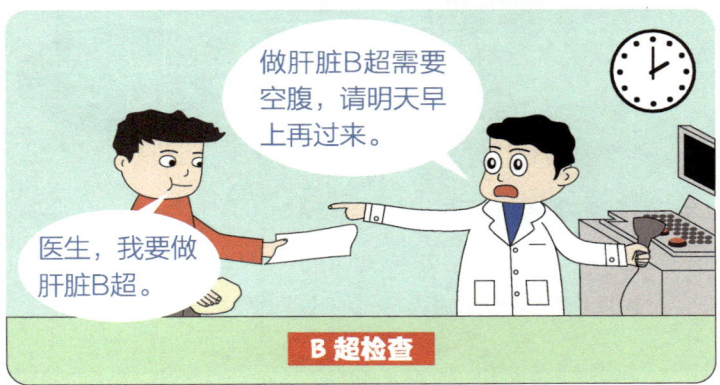

胃 癌

胃癌是指起源于胃黏膜上皮的恶性肿瘤,为常见的恶性肿瘤之一。胃癌大多数为腺癌。根据肿瘤侵袭胃黏膜的深度,可以分为早期胃癌、进展期胃癌和晚期胃癌。

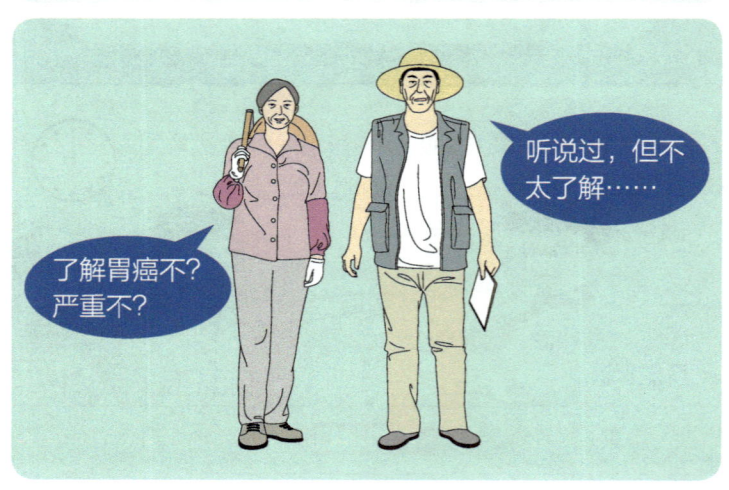

胃癌的症状有哪些？

★ **早期症状**：

少数人有恶心、呕吐症状。

★ **进展期症状**：

贫血、厌食；上腹部饱胀或隐痛，饭后加重；胃部疼痛；黑便等。

★ **晚期症状**：

严重消瘦、贫血、水肿、黄疸和恶病质。

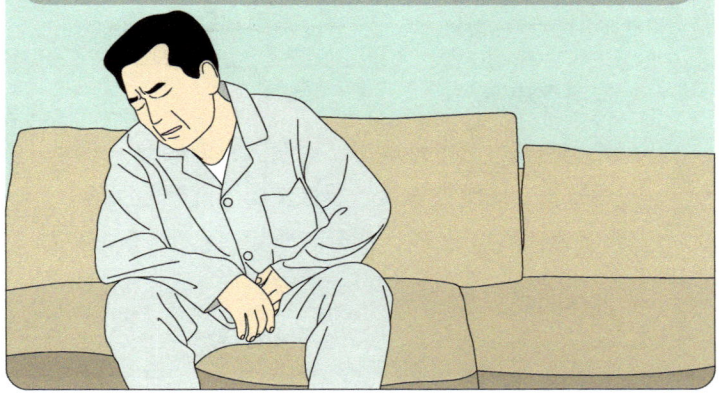

引起胃癌的因素有哪些?

★ **生活习惯:**

高盐饮食、长期食用腌制食品、长期吸烟、过度饮酒。

★ **感染因素:**

幽门螺杆菌感染。

★ **自身患病情况:**

如患有慢性萎缩性胃炎、胃溃疡、胃息肉、手术后残胃、肥厚性胃炎、恶性贫血等胃癌前疾病。

★ **遗传因素。**

哪些人容易得胃癌？

符合第1条和第2~6条中任意一条者容易得胃癌：

★ 年龄大于等于40岁。

★ 幽门螺杆菌感染。

★ 有恶心、呕吐、进食不适、腹痛、腹胀、反酸、烧心等症状。

★ 患有重度慢性萎缩性胃炎、重度肠上皮化生和低级别上皮内瘤变、慢性胃溃疡、胃息肉。

★ 有明确的胃癌家族史。

★ 有不良生活行为（如长期吸烟、过度饮酒）。

用什么方法可以检查出胃癌?

★ 内镜检查结合胃黏膜活检。

★ X线钡餐检查。

★ 超声内镜检查。

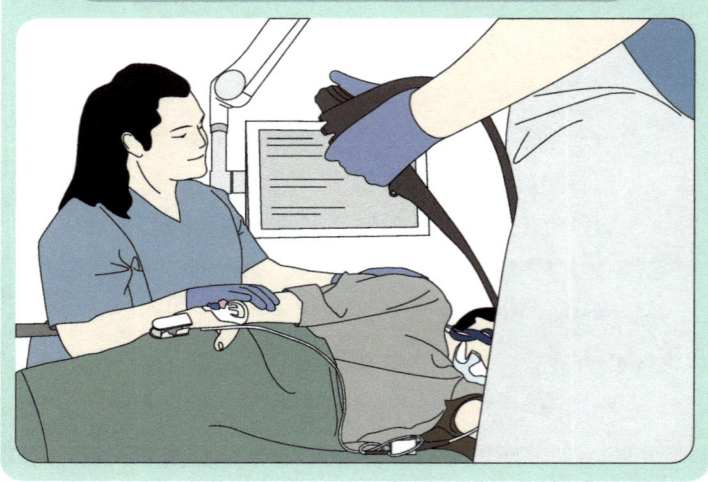

常见的癌症有哪些?

食管癌

食管癌是指起源于食管鳞状上皮或柱状上皮的恶性肿瘤,是我国常见的消化道肿瘤。

食管癌

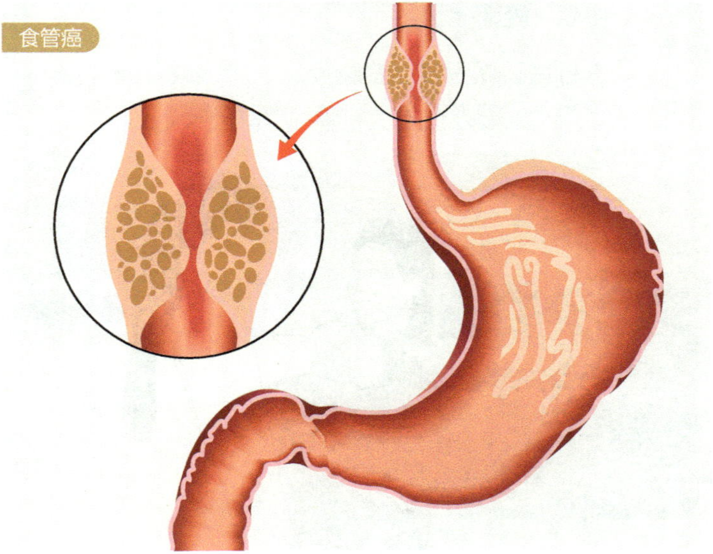

食管癌的症状有哪些？

★ 早期症状：

吞咽食物有异物感，胸骨后或上腹部疼痛不适，咽喉部干燥。

★ 中期、晚期症状：

进行性吞咽困难，食物反流，胸痛或背痛，慢性脱水，营养不良，消瘦，声音嘶哑。

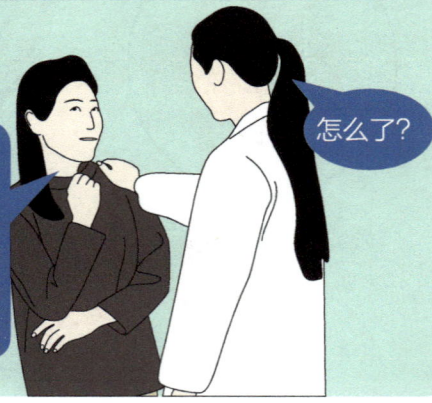

引起食管癌的因素有哪些?

★ **生活习惯**:

长期吸烟、过度饮酒。

★ **饮食习惯**:

长期食用过烫、霉变和腌制食物。

★ **疾病史**:

胃食管反流、贲门松弛等疾病史。

★ **接触史**:

长期接触有毒化学物质和重金属等。

哪些人容易得食管癌?

符合第1条和第2～5条中任意一条者容易得食管癌:

★ 年龄大于等于40岁。

★ 不良生活方式(如肥胖,长期吸烟,过度饮酒,喜食过烫、腌制及霉变食物)。

★ 患有食管低级别上皮内瘤变、巴雷特食管、贲门失弛缓症。

★ 有明确的食管癌家族史。

★ 长期接触有毒化学物质和重金属。

用什么方法可以检查出食管癌?

★ 胸部CT检查。

★ 内镜检查结合食管组织活检。

★ 上消化道造影。

★ 食管超声内镜。

> 消化道肿瘤早期往往"悄无声息",要早发现、早治疗!

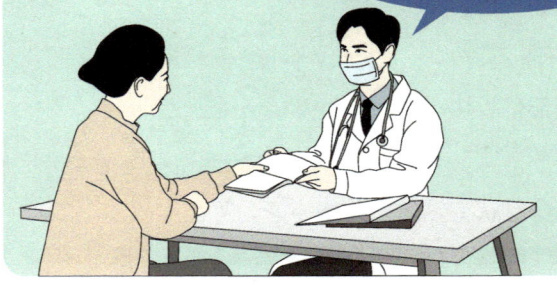

结直肠癌

结直肠癌是指发生于结直肠上皮的一种恶性肿瘤。

结直肠癌的症状有哪些？

★ 排便习惯改变。

★ 粪便性状改变（变细、血便、黏液便等）。

★ 腹部不适。

★ 腹部有肿块。

★ 全身症状有贫血、消瘦、乏力等。

引起结直肠癌的因素有哪些？

★ **生活方式：**

长期吸烟、过度饮酒。

★ **饮食习惯：**

偏油腻饮食、高脂或低脂饮食、高盐饮食等。

★ **肠道疾病：**

患有慢性腹泻、慢性便秘、黏液血便、慢性肠炎、肠息肉等。

★ **胆囊疾病：**

患有胆囊炎、胆囊结石，或胆囊切除。

★ **遗传因素。**

哪些人容易得结直肠癌？

- ★ 40岁以上人群。
- ★ 一级亲属（父母、兄弟、姐妹）患有结直肠癌的人。
- ★ 有结直肠息肉的人。
- ★ 近两年来腹泻累计持续超过3个月的人。
- ★ 近两年来每年便秘在2个月以上的人。

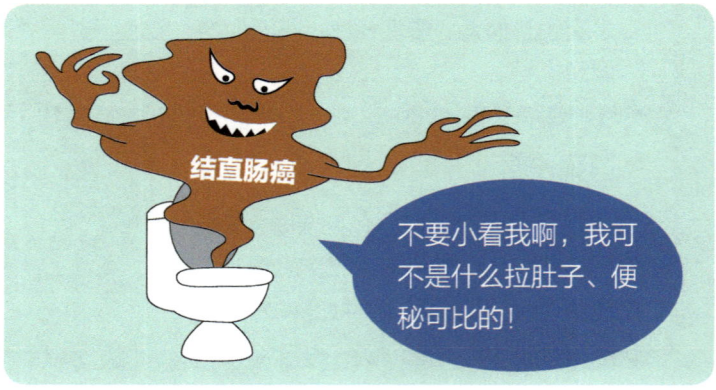

用什么方法可以检查出结直肠癌?

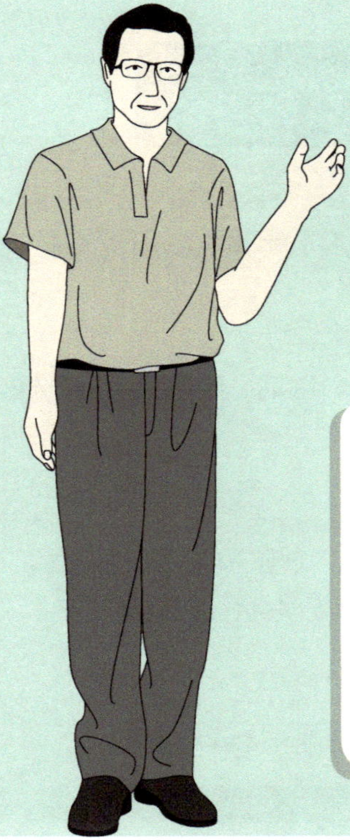

★ 粪便隐血试验。

★ 直肠指检。

★ 全结肠镜检查。

★ CT检查。

★ MRI检查。

宫颈癌

宫颈癌是指来源于宫颈上皮的恶性肿瘤。

宫颈癌的症状有哪些?

★ 阴道流血:

早期多为接触性出血,中期、晚期为不规则性阴道流血。

★ 阴道排液:

多数患者有阴道排液,排出白色或血性液体,液体可稀薄如水样或呈米泔状,或有腥臭味。

★ 其他症状:

尿频、尿急、便秘、腹痛、下肢肿痛等。

常见的癌症有哪些？

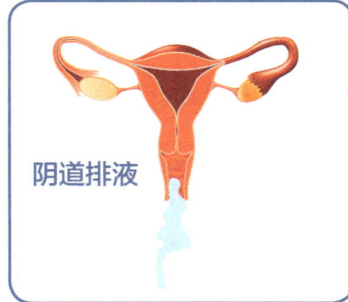

阴道排液

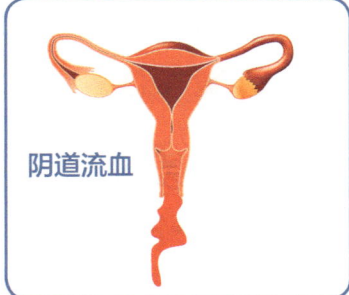

阴道流血

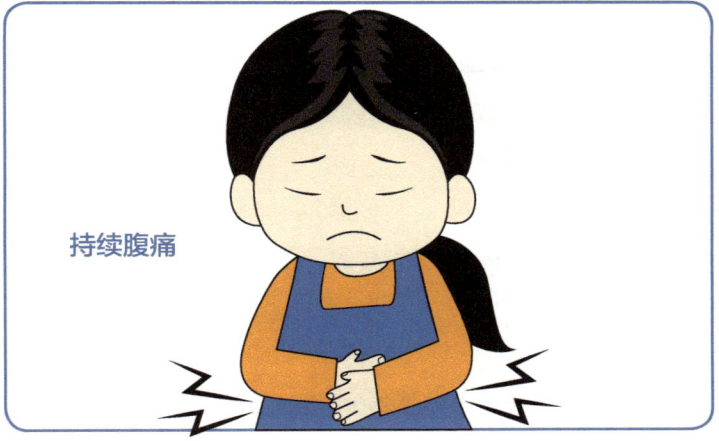

持续腹痛

引起宫颈癌的因素有哪些？

★ **病毒感染：**

持续的高危型人乳头瘤病毒感染是宫颈癌的首要因素。

★ **不良性行为。**

★ **月经及孕产因素：**

经期卫生不良，早婚，早育，多孕多产等。

★ **性传播疾病。**

★ **吸烟：**

摄入尼古丁会降低机体的免疫力，降低对人乳头瘤病毒的抵抗，导致患宫颈癌风险的增加。

★ **长期口服避孕药。**

★ **免疫缺陷与抑制：**

人类免疫缺陷病毒感染导致免疫缺陷和器官移植术后长期服用免疫抑制药物均会造成宫颈癌发生率的升高。

★ **其他因素：**

卫生习惯不良、营养状况不良等。

哪些人容易得宫颈癌?

★ 同时有多个性伴侣的妇女。

★ 配偶有多个女性伴侣的妇女。

★ 配偶有男性伴侣的妇女。

★ 长期吸烟的妇女。

★ 长期服用免疫抑制剂的妇女。

★ 有持续的高危型人乳头瘤病毒感染的妇女。

用什么方法可以检查出宫颈癌?

★ 宫颈/阴道细胞学涂片检查及人乳头瘤病毒检测。

★ 阴道镜检查。

★ 妇科检查。

★ 宫颈组织活检。

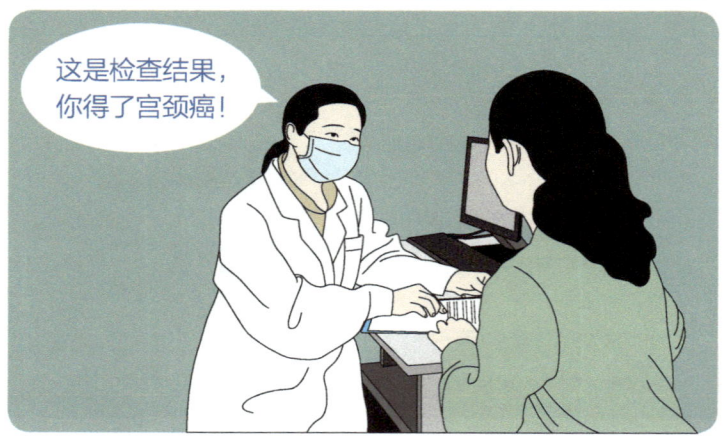

前列腺癌

前列腺癌是指发生于前列腺腺体组织的恶性肿瘤。

前列腺癌的症状有哪些?

★ 排尿困难、尿频、尿急、夜尿增多,甚至尿失禁。

★ 大便困难或肠梗阻,射精障碍,会阴部疼痛。

★ 血尿、血精(精液中含有血液的症状)。

★ 双下肢水肿,骨痛。

引起前列腺癌的因素有哪些?

★ 年龄:

前列腺癌的发病与年龄密切相关,发病率随年龄增长而增长,高发年龄为65~80岁。

★ 饮酒:

酒精摄入量过多是前列腺癌的高危因素。

★ 维生素D水平:

维生素D水平过低或过高和前列腺癌的发生率有关。

★ 遗传因素:

一位直系亲属(兄弟或父亲)患前列腺癌,其本人患前列腺癌的风险会增加1倍以上;2个或以上直系亲属患前列腺癌,相对风险会增加5~11倍;有前列腺癌家族史的患者比无前列腺癌家族史的患者确诊年龄早6~7年。

哪些人容易得前列腺癌?

★ 年龄超过65岁的男性。

★ 长期过度饮酒的人。

★ 直系亲属（兄弟或父亲）患有前列腺癌的人。

★ 体内维生素D水平过低或过高的人。

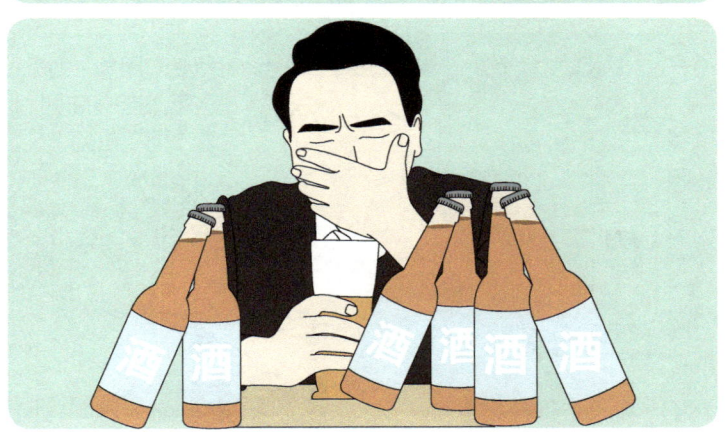

用什么方法可以检查出前列腺癌？

★ 血清前列腺特异性抗原（PSA）检查。

★ 前列腺超声检查。

★ 前列腺MRI检查。

★ 前列腺穿刺活检术。

★ 基因检测。

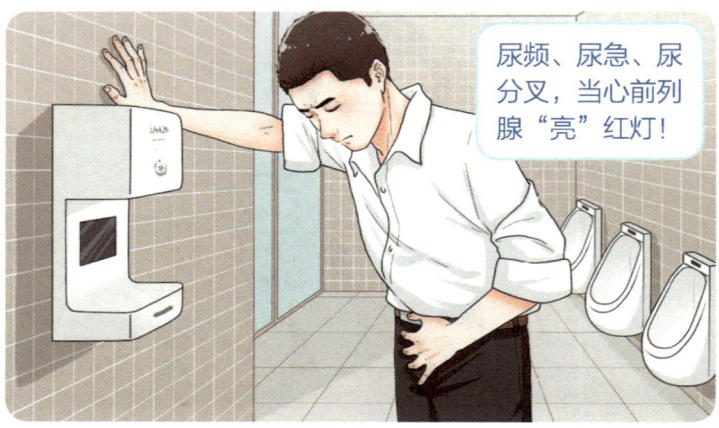

尿频、尿急、尿分叉，当心前列腺"亮"红灯！

第四篇

癌症的三级预防有哪些?

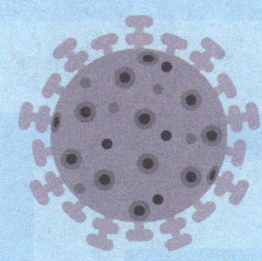

癌症的三级预防

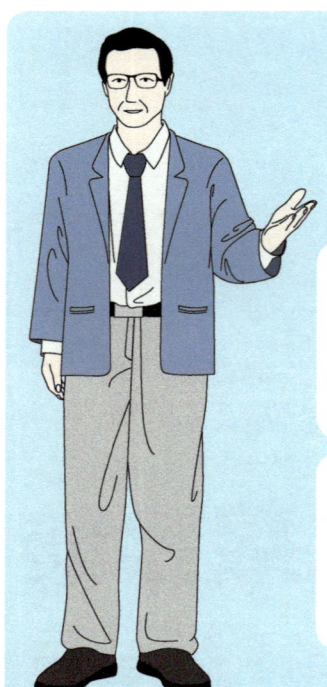

癌症是一类严重危害人类健康和生命的疾病,早发现、早治疗极其重要,因此,不可轻视癌症的预防。

癌症的三级预防,主要是从病因预防、发病学预防、康复预防等方面建立三级预防策略。

一级预防有哪些?

★ 减少甚至消除肿瘤危险因素:

控制化学、物理、生物致病因素,避免患病。

甲胺磷
毒死蜱
多菌灵
氟氯氰菊酯
三氯杀螨醇
三唑醇
灭多虫
氧乐果
黄曲霉毒素
甲醛

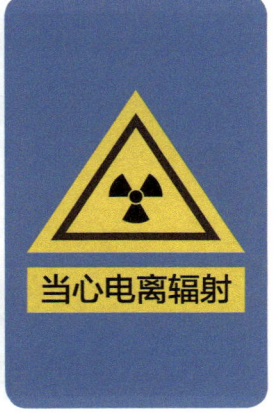

当心电离辐射

★ **改变生活方式：**

不吸烟，节制饮酒，调整膳食结构和饮食习惯，适量运动，保持健康体重。

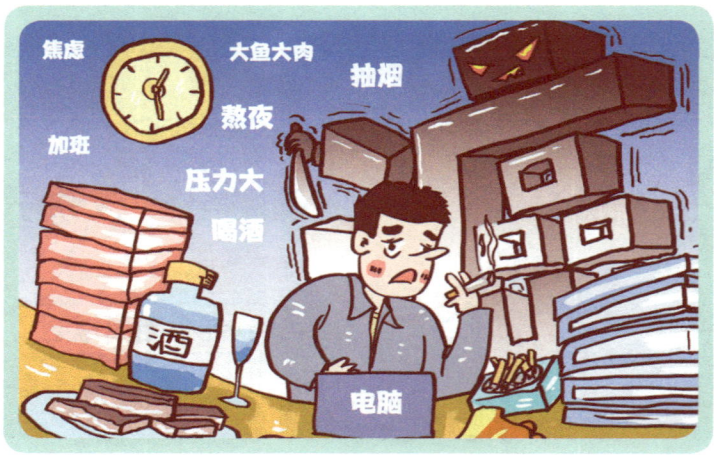

二级预防有哪些？

二级预防主要是针对特定高风险人群进行筛查，以便能抓住肿瘤治疗的最佳时期。

★ 做好肿瘤筛查工作，包括确定肿瘤的高危人群。

★ 及时治疗癌前病变。

★ 警惕早期肿瘤释放的信号。

★ 合理治疗早期肿瘤。

三级预防有哪些？

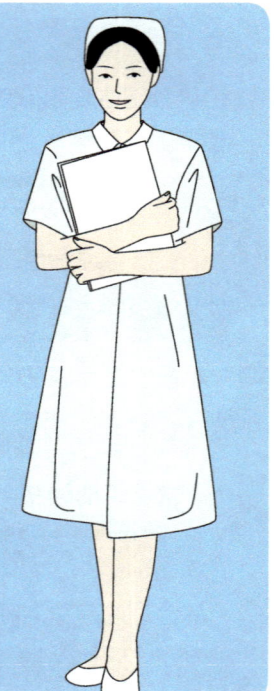

三级预防也称康复预防，主要是改善肿瘤患者的生活质量和预后。三级预防主要包括临床治疗后的定期复查随诊，防止转移，监测新的病灶，同时对晚期患者进行姑息治疗以减轻患者痛苦、提高生活质量和延长生命。

第五篇

得了癌症,应该怎么做?

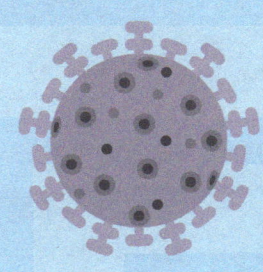

正确认识癌症 ⭐

癌症是生活方式、环境、遗传等共同作用的结果,和人性的善恶没有关系。

因此,不要自责,也不要怨天尤人,学会乐观!

癌症的治疗需要医生和患者及其家属的共同努力,如果患者没有坚强的意志,治疗也难以进行下去,自然治疗效果也不尽如人意。

得了癌症，应该怎么做？

要及时地、积极地治疗，听取医生意见，选择适合自己的治疗方案。

放疗、化疗等过程中会出现一些副作用，切记：千万不要轻易放弃治疗！

恶性肿瘤会复发和转移，因此要定期复诊，及时发现，及时治疗。

营养支持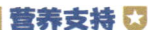

参考营养科医生的建议,给予合理的营养支持。

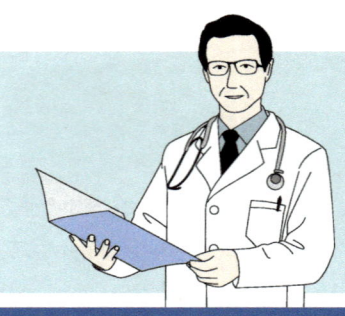

★ 增加蛋白质摄入,动物蛋白优于植物蛋白。可多吃白肉(主要为禽肉,如鸡、鸭、鹅等的肉,也可是鱼肉、虾肉等),少吃红肉(通常指猪肉、牛肉、羊肉)、加工肉。

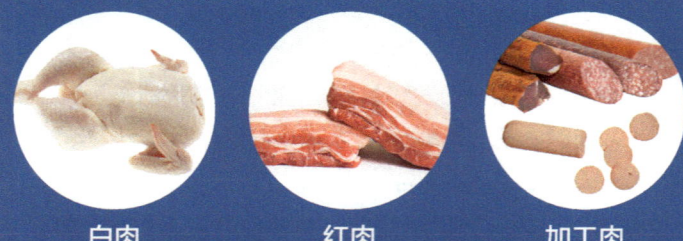

白肉　　　　红肉　　　　加工肉

得了癌症，应该怎么做？

★ 水果、蔬菜中含有丰富的维生素，应注意摄入。

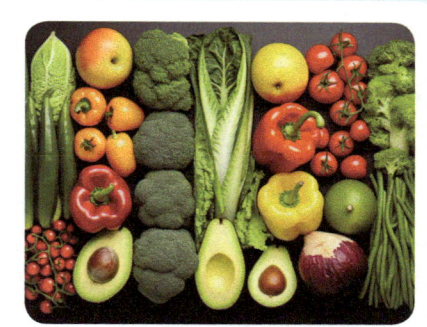

★ 主食中可酌情增添杂粮。

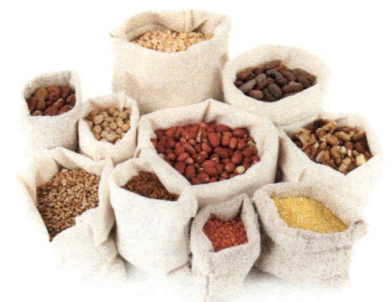

合理运动

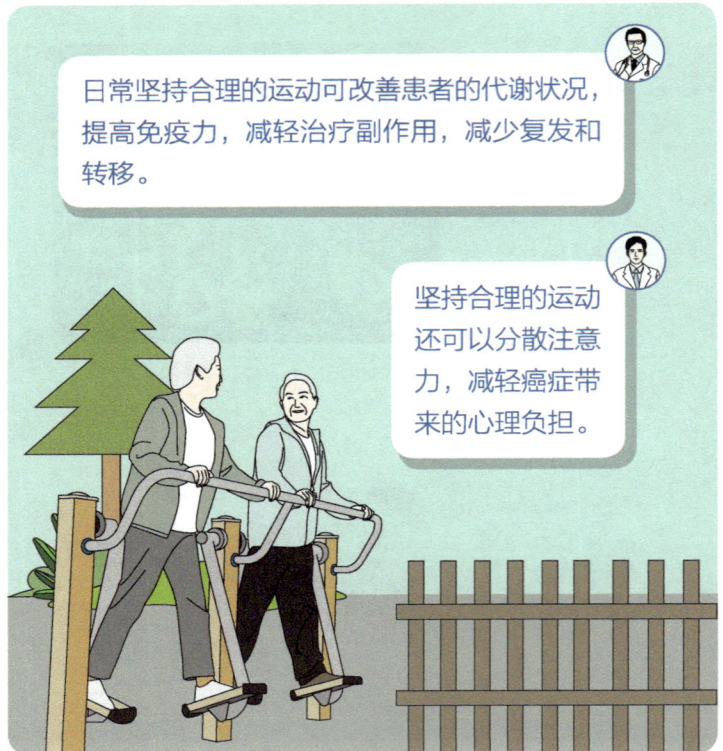

重返社会

治疗疾病的最终目的是让我们回归正常的生活。

患上癌症,不意味着就要放弃社交、兴趣、工作,当然要注意劳逸结合。

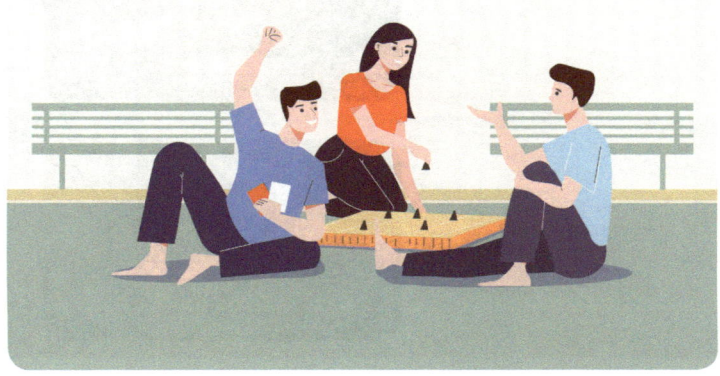

其他注意事项

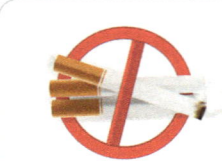

★ 改正不良生活习惯,如吸烟、饮酒。

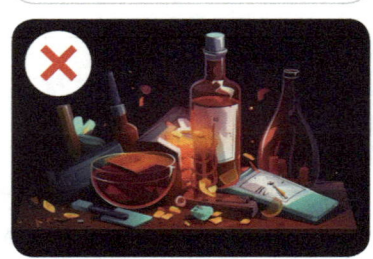

★ 绿茶中的茶多酚有抗炎症、抗氧化作用,可适量饮用。

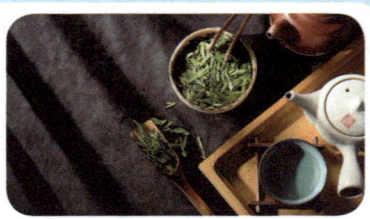